LE CHEF

DES

TRAVAUX ANATOMIQUES

DE LA

FACULTÉ DE MÉDECINE DE PARIS

PAR

LE Dr CORLIEU

Bibliothécaire adjoint de la Faculté de médecine,
Chevalier de la Légion d'honneur.

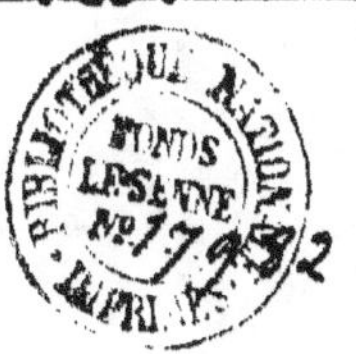

PARIS

V. A. DELAHAYE ET Cⁱᵉ, LIBRAIRES-ÉDITEURS

Place de l'Ecole-de-Médecine.

—

1878

(Extrait de la *France médicale*, n°s 21 et suiv.)

LE CHEF

DES

TRAVAUX ANATOMIQUES

DE LA

FACULTÉ DE MÉDECINE DE PARIS

A la veille de l'ouverture du concours pour la place de Chef des travaux anatomiques, il nous semble opportun de rappeler l'origine et le fonctionnement de cette institution.

La loi du 18 août 1792 avait détruit les Facultés, les corporations enseignantes, les écoles de chirurgie : la loi du 14 frimaire an III (4 décembre 1794) avait créé les Écoles de santé de Paris, Strasbourg et Montpellier. Celle de Paris remplaça l'ancienne Faculté de médecine et l'École de chirurgie.

Les études anatomiques étant la base des connaissances médicales, le Comité de l'instruction publique décida d'adjoindre au corps des professeurs un certain nombre d'*employés* chargés de la direction des études anatomiques.

Dans deux assemblées des professeurs, du 25 et du 29 pluviose an III (14 et 18 février 1795), on nomma une commission pour étudier la question et pour désigner à l'Assemblée les citoyens à qui il convenait de confier la direction et la surveillance des dissections. On proposa de nommer un directeur des recherches anatomiques, de lui adjoindre six prosecteurs, et d'attribuer au premier le logement et 5000 francs d'honoraires et à chaque prosecteur, le logement et 2000 francs.

Le 22 ventose, an III (13 mars 1795), le Comité de l'instruction publique prit l'arrêté suivant :

« ART. I. D'après la demande des professeurs de l'École de santé « de Paris et sur la présentation de la Commission d'instruction pu- « blique, le Comité, en conséquence de l'article V de la loi du 14 fri-

« maire dernier, ainsi que des arrêtés des 14 et 15 ventose, présent
« mois, nomme :

« FRAGONARD, Honoré, chargé de diriger les recherches anato-
« miques et d'exercer les élèves dans l'art d'injecter. »

Les six prosecteurs qui lui furent adjoints étaient : Duméril, Dupuytren, Desauge, Dufau, Lassis et Ribes.

Fragonard, appelé à cette haute position, n'a guère laissé de sou-
venirs dans la Faculté de Paris. On ne trouve son nom ni parmi les
docteurs régents de l'ancienne Faculté, ni parmi les maîtres en chirurgie. Il n'était pas encore question des thèses doctorales qui n'ont
été prescrites qu'à partir du mois de frimaire an VII (décembre 1799).
D'ailleurs les règlements n'imposent pas l'obligation du grade de
docteur. Il existe quelques-unes des préparations de Fragonard aux
Musées Dupuytren et Orfila.

A sa mort arrivée en l'an VII (1799), sept candidats se présentèrent pour lui succéder : Duméril, Giraud, Bichat, Dupuytren, Jade-
lot, Valentin et Larrey.

Le 9 floréal (29 août), la Commission décida de mettre la place au
concours et établit les conditions suivantes :

Les concurrents devraient : 1º Donner des vues écrites sur le perfectionnement des préparations anatomiques; 2º Traiter par écrit
une question d'administration anatomique tirée au sort; 3º Faire
trois préparations, savoir : une dissection, une injection des vaisseaux sanguins et une injection des vaisseaux lymphatiques; 4º Présenter les pièces anatomiques faites antérieurement.

Le 29 floréal (19 mai 1799), Le Clerc lut un projet de règlement
qui fut approuvé par le ministre, et le 9 messidor an VII, Duméril
et Dupuytren restaient les deux seuls candidats, les autres s'étant
spontanément retirés.

Le concours dura près de six semaines, et les deux concurrents
firent preuve d'une habileté presque égale. Enfin, le 13 thermidor
(31 juillet 1799) ils lurent un mémoire écrit sur cette question : « *In-
diquer les procédés chimiques dont l'anatomiste peut utilement s'aider
dans ses travaux et recherches* », et un autre sur leurs « *Vues relatives
au perfectionnement de l'art anatomique.* » Ce fut le sujet de la thèse
inaugurale (1) que soutint, trois ans après, Duméril, le lundi 11
fructidor an XI (29 août 1803).

---

(1) *Essai sur les moyens de perfectionner et d'étendre l'art de l'anatomiste*,
in-8º, 78 p. — Duméril avait été nommé professeur sans être docteur en médecine. Ne voulant pas conférer à d'autres un grade qu'il n'avait pas, il mani-
festa à ses collègues le désir de soutenir l'acte public prescrit par la loi pour
l'exercice de la médecine. L'Assemblée des professeurs y consentit et le mi-

Sur 19 votants, Duméril obtint 10 voix contre 9 données à Dupuytren. Il fut proposé à la nomination du ministre qui l'approuva le 29 thermidor an VII (17 août 1799).

Duméril demanda à l'Assemblée des professeurs de vouloir bien lui tracer le plan de ses fonctions, et à la séance du 29 vendémiaire an VIII (21 octobre 1799), Le Clerc, au nom des professeurs d'anatomie, proposa un plan de travail, consistant à préparer une série de pièces anatomiques représentant d'une manière analytique les diverses parties du système vasculaire sanguin.

Le Clerc étant mort, la Faculté eut à pourvoir à son remplacement en présentant au ministre une liste de trois candidats. Duméril fut proposé en première ligne, Bichat en seconde et Dupuytren en troisième, et un arrêté du premier Consul, en date du 10 mars 1801, nomma Duméril professeur d'anatomie.

Pour la seconde fois, la place de chef des travaux anatomiques était vacante. Mais dans l'Assemblée des professeurs, le 19 ventose an XI (10 mars 1802), Chaussier proposa d'appeler à la place de Chef des travaux anatomiques « le citoyen Dupuytren, dont le zèle et l'exactitude dans ses fonctions de prosecteur ne se sont jamais ralenties, dont les connaissances et l'aptitude à cette place ont été mises en évidence soit dans les préparations qu'il a faites en qualité de prosecteur, soit dans le concours solennel où il a paru avec une distinction telle qu'à un suffrage près, il a obtenu le même nombre de voix que le C. Duméril, et dont les talents sont appréciés par l'école qui l'a placé sur la liste des trois candidats qu'elle a présentés au gouvernement pour la dernière chaire vacante. Il observe à l'Assemblée qu'il est de sa justice d'appeler à cette place l'homme qui y a une aptitude marquée et qui a utilement servi dans l'école depuis sa fondation (1). »

L'Assemblée adopta à l'unanimité la proposition de Chaussier. Personne d'ailleurs ne s'était présenté en concurrence avec Dupuytren. Il fut nommé chef des travaux anatomiques par arrêté du premier consul en date du 14 germinal an XI (4 avril 1802). Dupuytren n'était pas encore docteur (2).

En 1812, après la mort de Sabatier (3), la chaire de médecine opératoire fut mise au concours et la lutte est une des plus brillantes

---

nistre y donna son approbation. Cette thèse se trouve dans la coll. in-4o, t. 28, no 4, Bibl. de la Faculté.

(1) Archives de la Faculté.

(2) Il fut reçu le 4 vendémiaire, an XII.

(3) Mort le 20 juillet 1811.

et des plus mémorables dont la Faculté ait gardé le souvenir. Les concurrents étaient Dupuytren, Roux, Marjolin et Tartra.

Nous n'avons pas à entrer ici dans les détails de ce concours qui se termina le 10 février par la nomination de Dupuytren, nomination qui laissait vacante la place de chef des travaux anatomiques.

Roux, qui venait de concourir avec beaucoup de distinction pour la chaire de médecine opératoire, demanda que la place de chef des travaux anatomiques lui fût donnée sans concours, s'autorisant de ce qui avait été fait pour Dupuytren en 1802. A cette demande, la Faculté opposa l'article 152 de son règlement, portant l'obligation d'une lutte publique.

Le concours s'ouvrit le lundi 11 mai 1812. Les juges étaient : Leroux, Chaussier, Duméril, Lallement, Dupuytren ; Thillaye et Richerand étaient suppléants. Les concurrents étaient : Baron, Chauvot de Beauchêne fils, Béclard, Hipp. Cloquet, Magendie et Rullier (1). Roux ne se présenta pas. Baron et Magendie n'ayant pas achevé leurs préparations anatomiques dans le délai de quinze jours fixé par les règlements se sont trouvés exclus. Ces préparations étaient les trois suivantes : 1º Artère maxillaire interne ; 2º Veine azygos et vaisseaux lymphatiques qui se rendent dans les veines sous-clavières ; 3º Nerf trisplanchnique le long de la colonne vertébrale et d'un seul côté, de manière à conserver sa principale communication au-devant du rachis.

La deuxième épreuve consista dans les deux questions écrites suivantes :

1º Exposer l'anatomie et la physiologie de l'oreille ; 2º Faire connaître l'organe et le sens de l'odorat.

En outre, il fut accordé aux concurrents un délai de cinq jours pour présenter par écrit leurs « *Vues générales sur les occupations auxquelles doit se livrer le chef des travaux anatomiques pour rendre sa place en même temps profitable à l'instruction et à la science.* »

Chaque concurrent eut ensuite à faire une démonstration sur la pièce de ses compétiteurs, désignée par le sort.

La troisième série d'épreuves consista à faire pendant vingt minutes une leçon orale sur un sujet extrait d'une urne où l'on avait déposé autant de questions qu'il y avait de candidats. Le sort désigna la suivante : « Le canal lacrymal ; maladies auxquelles il est exposé ; opération de la fistule lacrymale. »

---

(1) Quoique le nom de Beauchêne soit à peu près inconnu de la génération médicale actuelle, il a eu sa notoriété. Fils d'un membre de l'Académie de médecine, il fit partie de cette Société savante depuis le 6 février 1821, section de chirurgie, devint chirurgien de l'hôpital Saint-Antoine, chirurgien du Roi par quartier, et mourut le 12 avril 1830. Quant à Rullier, voir la notice que nous lui avons consacrée dans le feuilleton de la *France médicale* du 21 mars 1877 (*Le Fauteuil de Béhier à l'Académie de médecine*).

La 4ᵉ épreuve consista à pratiquer les trois opérations suivantes :

1º Fistule lacrymale par incision du sac ; — 2º Amputation du bras dans l'articulation scapulo-humérale ; — 3º Amputation partielle du pied par la méthode de Chopart.

Les mémoires sur les devoirs du chef des travaux anatomiques furent lus dans la séance du 7 juillet et la Faculté décida que, par une mesure exceptionnelle, et qui ne l'engageait pas pour l'avenir, les quatre mémoires seraient imprimés à ses frais (1).

Un seul scrutin eut lieu et BÉCLARD à la majorité des suffrages fut élu chef des travaux anatomiques.

Ce concours, qui dura près de deux mois et demi, a permis à chaque candidat de montrer de grandes connaissances et a enrichi le musée de la Faculté de belles préparations anatomiques.

Petit-Radel, professeur de clinique interne, étant mort, (1818) Bourdier prit sa chaire, laissant à Duméril la chaire de pathologie interne. La chaire d'anatomie se trouva alors vacante. Dans la séance du 3 novembre 1818, la Faculté proposa Béclard, par 19 voix sur 20 votants : il fut nommé par la Commission d'instruction publique le 6 novembre 1818.

Il fallait pourvoir à son remplacement comme chef des travaux anatomiques.

La Faculté fixa l'ouverture du concours au 1ᵉʳ mars 1819. Chaussier, Béclard, Richerand, Lallement, Marjolin, Désormeaux et Dupuytren furent nommés juges. Les candidats étaient : Breschet, Bogros, H. Cloquet, J. Cloquet, Rullier et L. J. Sanson aîné. Rullier et Hipp. Cloquet s'étant retirés avant les premières épreuves, il n'y eut plus que quatre concurrents.

Breschet était déjà connu comme anatomiste ; il était ancien interne des hôpitaux, prosecteur de la Faculté de médecine, premier aide de clinique externe à l'Hôtel-Dieu.

Jules Cloquet était, comme Breschet, ancien interne des hôpitaux et prosecteur à la Faculté.

Bogros était aussi un ancien interne et était aide d'anatomie : il faisait des cours particuliers de dissection.

Quant à Sanson, ancien interne comme ses concurrents, l'un des préparateurs et des aides de Dupuytren, et son collaborateur anonyme dans la rédaction de la thèse du concours de médecine opératoire de 1812, chirurgien militaire de 1813 à 1815, docteur en chirurgie depuis 1817, il s'était aussi fait connaître par des cours publics.

La première épreuve consista en préparations anatomiques qui devaient être conservées pour les collections, et pour lesquelles on accorda un mois aux concurrents. C'étaient :

---

(1) Bibl. de la Faculté. Coll. in-8, t. 374.

1º Le diaphragme et ses vaisseaux sanguins dans leur situation ; 2º L'estomac, le duodénum, le pancréas et la fin des voies biliaires avec leurs vaisseaux sanguins dans leurs positions ; 3º Les veines du rachis et les tissus veineux de la méninge crânienne.

Le jeudi, 1er avril, les concurrents présentèrent leurs préparations ; Sanson, n'ayant pas achevé les siennes pour des raisons qu'il exposa, se trouva hors de concours

La lutte se trouva dès lors engagée entre Breschet, Jules Cloquet et Bogros.

La deuxième épreuve consista dans la composition écrite. Des sept questions mises dans l'urne, le sort désigna la suivante, pour laquelle il était accordé six heures :

« Décrire le foie, ses fonctions, ses différences aux diverses époques de la vie, ses maladies et leur traitement. »

Le lendemain, mercredi 7 avril, eut lieu l'épreuve orale, pour laquelle chaque concurrent eut dix minutes pour traiter la question, qui était « Le tissu érectile ».

La quatrième épreuve fut une leçon orale de vingt minutes après vingt-quatre heures de préparation. La question tirée au sort fut la suivante : « Décrire les premiers temps du fœtus et l'évolution successive de ses organes. »

La cinquième épreuve consista dans la préparation du *larynx*, préparation pour laquelle il fut accordé huit heures aux concurrents, et dont ils durent faire la description le lendemain pendant un quart d'heure. Après cette épreuve, les trois concurrents tirèrent au sort le sujet d'une dissertation écrite pour la composition de laquelle quinze jours furent accordés.

Breschet a traité les questions suivantes :

« Essai sur les veines du rachis. — Recherches historiques et expérimentales sur la formation du cal. — Considérations et observations anatomiques et pathologiques sur la hernie fémorale ou mérocèle. — De la dessiccation et des autres moyens de conservation des pièces anatomiques*. » Ces thèses constituent un volume in-4, de 288 pages, avec planches.

Jules Cloquet eut à traiter :

« De la squelettopée* — Recherches sur les causes et l'anatomie des hernies abdominales. » 1 vol. in-4 de 247 pages avec 10 planches.

Bogros consacra 38 pages aux questions suivantes :

« Quelques considérations sur la squelettopée. — Des injections et leurs divers procédés*. »

Une seule question avait été donnée par le sort à chaque can-

didat (1) : les autres questions traitées par eux l'ont été par sur-
croit.

Enfin la dernière épreuve consista dans les deux opérations suivantes : « 1° Taille hypogastrique ; 2° ligature de l'artère sous-clavière
au-dessus de la clavicule. »

Le 30 avril le concours était terminé. BRESCHET fut nommé au premier tour de scrutin par 5 voix contre 2 données à Jules Cloquet.
Mais ce dernier avait chaudement disputé la place à Breschet ; quant
à Bogros, s'il s'était tenu un peu à distance, il n'en avait pas moins
fait preuve de talent, et ses préparations ont été très-remarquées. Le
jury décida que les pièces anatomiques de Jules Cloquet et de Bogros
seraient une précieuse acquisition pour les collections du musée de
la Faculté, qu'une somme de six cents francs serait accordée à chacun de ces deux concurrents et que l'un et l'autre seraient continués
pendant deux ans dans leurs fonctions.

Des trois candidats à la place de chef des travaux anatomiques,
Breschet et Jules Cloquet sont devenus professeurs à la Faculté.
Quant à Bogros, né dans les montagnes de l'Auvergne, arrivé tard à
Paris et sans fortune, laborieux et tenace comme beaucoup de ses
compatriotes, il avait été choisi par Breschet pour répéter ses leçons
d'anatomie et de médecine opératoire, et c'est à l'instigation de Béclard et de Chaussier qu'il osa se présenter en concurrence avec son
maître. Son échec était prévu et certain. D'ailleurs il ne brilla pas dans
ce concours : il n'était pas fait pour la lutte publique et oratoire :
il était timide, parlait lentement, froidement ; mais malgré sa diction
un peu hésitante on trouvait en lui l'anatomiste minutieux et con-
sommé, et ceux qui le connaissaient intimement savaient que Breschet lui avait beaucoup emprunté. L'opinion publique était que
l'histoire et les pièces de Breschet sur les veines rachidiennes étaient
le résultat des travaux de Bogros. Il soutint avec succès et distinction un nouveau concours pour la place de prosecteur devenue
vacante par la nomination de Breschet. Béclard qui l'appréciait se
l'était attaché d'une façon spéciale et, à l'amphithéâtre de la Faculté
de médecine, Béclard et Bogros rivalisaient de zèle et de talent, le
professeur d'anatomie, pour l'enseignement, — l'aide, pour les préparations. Béclard est mort le 16 mars 1825 ; Bogros le suivit de
près et succomba à la tuberculose, entre les bras de Breschet qui
avait présidé à sa vie scientifique et à qui il légua ses manuscrits.

Breschet occupa la place de chef des travaux anatomiques jusqu'à
la dissolution de la Faculté de médecine en 1822. Quand la Faculté
fut réorganisée, il fut appelé à reprendre ses fonctions par un arrêté
en date du 22 avril 1823. Le titre resta le même, mais la qualification

---

(1) Nous avons désigné par une * la question fixée par le sort.

A. Corlieu.   1.

changea, et au lieu d'être un *employé* de la Faculté, comme l'avait désigné le Comité de l'instruction publique de l'an III, le chef des travaux anatomiques fut un *fonctionnaire*.

Breschet conserva cette place jusqu'en 1836, où il fut nommé par concours professeur d'anatomie en remplacement de Cruveilhier, nommé professeur d'anatomie pathologique. (1)

Breschet fut le cinquième chef des travaux anatomiques, et demeura en fonctions pendant dix-sept ans.

On se rappelle encore la lutte passionnée du concours pour la chaire d'anatomie (1836), concours dans lequel Breschet, Broc et Blandin se sont montrés presque égaux dans toute la série d'épreuves et où Broc avait révélé une telle aptitude et s'était acquis tant de sympathies, qu'un membre du jury avait émis le vœu qu'il fût nommé chef des travaux anatomiques sans concours, comme on avait fait pour Dupuytren en 1802. Ce membre était Roux, qui avait sollicité la même faveur pour lui-même et sans succès, en 1812, après le concours pour la chaire de médecine opératoire. Roux, homme loyal et logique, avait proposé « de présenter à la place de chef des travaux « anatomiques..., M. le docteur Broc, l'un des candidats qui se sont « le plus distingués au concours pour la chaire d'anatomie, en se « conformant pour la nomination à l'ordonnance du 2 février 1823, « actuellement en vigueur » (2). Une commission composée de Breschet, Cruveilhier, Bérard aîné, Sanson, Bouillaud, Adelon et Orfila, fut nommée pour examiner la proposition de Roux, et Bérard, chargé de faire un rapport, le terminait par les conclusions suivantes :

1º Les fonctions de chef des travaux anatomiques doivent être temporaires ;

2º Leur durée doit être de six années, sans réélection ;

3º La place doit être donnée au concours.

L'Ordonnance du 2 février, sur laquelle s'appuyait Roux, donnait à la Faculté le droit de présentation.

Dans l'assemblée des professeurs du 10 août 1836, on mit aux voix la question de savoir si l'arrêté du 2 février devait être modifié. Il y eut 9 voix pour la modification, et 8 pour le maintien.

La place devait-elle être donnée au concours? Sur 17 votants, il y eut 11 voix pour le concours, et 6 pour la présentation.

Quelle devait être sa durée? 13 professeurs demandèrent que les fonctions durassent six ans avec réélection facultative; 2 demandèrent six ans, sans réélection ; il y eut une voix pour que la place fût donnée à vie.

---

(1) Voir *France médicale*, 1877, n. 59, 61, 65, 70, (Corlieu, *Le concours pour la chaire d'anatomie en 1836*.

(2) Procès-verbaux des séances de la Faculté.

Dans l'assemblée du 18 août, on posa cette question : Quoique le concours fût adopté par la majorité, devait-on, pour cette fois seulement, faire une exception en faveur de Broc ? Sur 22 votants, il y eut 13 voix *contre* l'exception, 8 *pour* l'exception et une voix perdue.

Le résultat de ces délibérations fut transmis au ministère, et le 27 septembre 1836 parut une Ordonnance dont l'article Ier était ainsi conçu :

« A l'avenir, dans les Facultés de médecine de Paris, Strasbourg et Montpellier, la fonction de chef des travaux anatomiques sera donnée au concours, en cas de vacance ou à l'expiration d'une période de six ans depuis la nomination du titulaire. »

Cette fois, le chef des travaux anatomiques redevenait le *premier employé* de la Faculté.

Ce réglement (1) fixa les professeurs qui devaient faire partie du jury d'examen : c'étaient l'un des professeurs de clinique externe, l'un des professeurs de pathologie externe, le professeur d'anatomie, le professeur de physiologie, le professeur d'anatomie pathologique, le professeur de médecine opératoire et le professeur d'accouchements.

Les épreuves devaient consister en :

1º Préparation extemporanée sur un sujet anatomique déterminé par le sort.

2º Deux leçons, de trois quarts d'heure, et après trois heures de préparation, l'une sur l'anatomie descriptive, l'autre sur l'anatomie pathologique. Le sujet en serait tiré au sort.

3º Une opération chirurgicale, également tirée au sort, sur un cadavre.

4º Présentation d'une série de préparations anatomiques sèches, effectuées conformément à l'indication du jury et dans un délai déterminé.

Il n'y avait aucune condition d'âge.

Les juges du concours de 1837 furent : Richerand (président), Marjolin, Roux, Bérard, Cruveilhier, Moreau et Breschet (secrétaire) Duméril, suppléant. Les candidats étaient : Blandin, Broc, Chassaignac, De Lignerolles, Dufresse-Chassaigne, Rigaud et Alphonse Sanson jeune. Robert, Huguier et Halma-Grand, qui s'étaient fait inscrire, ne se sont pas présentés.

Duméril remplaça Moreau comme juge.

BLANDIN, âgé de 39 ans, avait des titres considérables. Il avait été interne des hôpitaux, aide d'anatomie, prosecteur; il était

---

(1) Règlement du concours pour la place de chef des travaux anatomiques. *In Bulletin de l'Instruction publique.*

chirurgien du bureau central, professeur agrégé, depuis 1835, professeur libre depuis une quinzaine d'années et auteur d'un Traité d'anatomie topographique avec atlas.

Broc était le doyen des professeurs libres ; ses cours étaient très-suivis, il avait une méthode très-originale de graver ses démonstrations dans l'esprit de ses nombreux auditeurs, dont il était très-aimé. Il était auteur d'un Traité complet d'anatomie descriptive en deux volumes avec atlas.

Chassaignac, ancien interne des hôpitaux de Nantes, ancien aide d'anatomie et prosecteur à la Faculté de Paris, n'avait qu'une trentaine d'années ; il était agrégé depuis un an à peine et comptait cinq à six années d'enseignement libre de l'anatomie et de la médecine opératoire. Il avait activement collaboré au Traité d'anatomie descriptive de Cruveilhier, et, — était-ce une simple coïncidence ? — depuis sa collaboration, le succès du livre avait considérablement grandi.

Ces trois concurrents venaient de disputer chaudement et brillamment à Breschet la chaire d'anatomie descriptive. (1)

Sanson, Alphonse, plus connu sous le nom de Sanson jeune. avait été interne des hôpitaux en 1819, avait fait en 1827 une excellente thèse sur les Plaies du cœur, avait traduit de l'allemand, en collaboration avec Riester, le Traité général d'anatomie comparée de Meckel, était professeur libre d'anatomie et de médecine opératoire et avait déjà concouru pour l'agrégation des sciences accessoires en 1830, de médecine en 1832, et de chirurgie la même année, où il avait été nommé. Il était le frère du professeur Sanson.

Dufresse-Chassaigne n'avait jamais été interne des hôpitaux, qu'il avait néanmoins beaucoup fréquentés et surtout le service de Velpeau ; il avait rédigé beaucoup d'articles pour les leçons orales de Clinique chirurgicale de ce professeur et dans le *Journal hebdomadaire* de 1834 à 1837.

Leguelinel de Lignerolles n'avait pas passé par l'internat ; il était docteur depuis 1831, et avait concouru pour l'agrégation des sciences accessoires en 1835 avec Chassaignac, Huguier et Motard. Il avait échoué dans ce concours.

Philippe Rigaud, de Montpellier, avait été nommé interne des hôpitaux de Paris en 1826, s'était fait recevoir docteur dix ans après, le 22 avril 1836, était prosecteur de la Faculté et professeur particulier d'anatomie et de médecine opératoire.

La première séance de ce concours fut fixée au samedi 18 février 1837.

---

(1) Corlieu. *Le Concours pour la chaire d'anatomie en 1836, France méd.* 1877.

La première série d'épreuves consista dans deux leçons orales, après trois heures de préparation, l'une sur l'anatomie descriptive et l'autre sur l'anatomie pathologique.

Blandin fut le seul candidat appelé dans la séance du 18 février. Il eut à traiter le *nerf pneumogastrique*. Après quelques idées générales sur ce nerf, sur son importance, il l'étudia dans les différentes régions, dans ses rapports, dans ses divisions, et termina par des considérations générales sur l'anatomie comparée et la physiologie. Cette leçon, exposée avec méthode et clarté, fut accueillie par de nombreux applaudissements.

Le jeudi 23 février, Dufresse-Chassaigne eut à traiter le *testicule*. Sa leçon fut assez faible ; on voyait en lui le candidat qui débutait dans la voie des concours.

Rigaud, qui lui succéda, fit sur le *nerf facial* une très-bonne leçon ; ses idées étaient lucides, précises, son débit excellent, son élocution facile ; il fut chaudement applaudi.

Le 25 février, De Lignerolles fit une bonne leçon sur le *ganglion cervical supérieur et la communication du nerf sympathique avec les nerfs crâniens*. Cette question était plus difficile: De Lignerolles prouva qu'il la possédait parfaitement. Il parlait lentement, mais sans hésitation, trouvant toujours le mot propre.

Sanson eut pour sujet *la rate et le système de la veine porte*, magnifique question qu'il traita moins bien qu'on ne l'espérait ; il se perdit dans des digressions, manqua de coordination dans ses idées. Du reste, dans tous ses concours — et ils furent nombreux, — il a toujours péché par ces mêmes défauts.

Le 2 mars, Chassaignac et Broc terminèrent cette première série d'épreuves. Chassaignac fit sur *les enveloppes du testicule* une remarquable leçon ; après avoir examiné chaque tunique en particulier, il parla des conséquences pratiques. Il se montra ce qu'il avait été dans le concours pour la chaire d'anatomie, c'est-à-dire un orateur clair, méthodique et élégant. Il fut chaudement applaudi.

Broc eut à traiter *les artères du membre inférieur*. C'était une belle question, qu'il fit avec beaucoup d'habileté, ce qui lui valut une triple salve d'applaudissements.

Dans la deuxième épreuve sur l'anatomie pathologique, les candidats ont conservé le rang qu'ils s'étaient acquis dans la première. Nous n'avons pu retrouver que la leçon de Broc sur l'*Anatomie pathologique du testicule* et celle de Sanson sur les *polypes*.

A la troisième épreuve, — préparation extemporanée, — il se produisit un incident regrettable. Les sujets avaient été acceptés par les candidats et tirés au sort, avant qu'on connût la question qui sortirait de l'urne : ce fut le *plexus cervical superficiel*. Broc était tombé sur le cadavre d'un enfant de 13 à 14 ans, scrofuleux, mort à la suite d'un érysipèle de la face. Il réclama, demanda un autre sujet, ce qui ne lui fut pas accordé. Dès lors il se retira du concours.

Les préparations les mieux faites furent celles de Blandin, Chassaignac et Rigaud.

L'épreuve de médecine opératoire consistait en deux opérations tirées au sort. Ces deux opérations furent : 1° *l'amputation de la jambe au lieu d'élection;* — 2° *la ligature de l'artère axillaire au-dessous de la clavicule.*

Quoique mal portant depuis quelques jours par suite d'un érysipèle au bras droit, Blandin pratiqua une belle amputation et n'enleva pas la tubérosité du tibia, non par oubli, mais par principe. Chassaignac, de Lignerolles, Rigaud, Dufresse-Chassaigne et Sanson réussirent également bien leurs opérations : Sanson avait néanmoins montré un peu d'hésitation dans la ligature.

Ce concours dura six mois et, dans la séance du 17 août, le président Richerand annonça que BLANDIN était nommé chef des travaux anatomiques. Le jury proposa une mention honorable pour Chassaignac et pour Rigaud et décida qu'une somme de 1 200 francs serait demandée au Conseil royal de l'Université pour Chassaignac dont les préparations étaient remarquables. Une semblable demande eût été faite en faveur de Rigaud, s'il n'eût été attaché à la Faculté en qualité de prosecteur.

Des six concurrents, qui avaient subi toutes les épreuves du concours, Chassaignac, on le verra bientôt, ne se tint ni pour fatigué ni pour battu.

Rigaud concourut en 1838-1839 pour l'agrégation en chirurgie et fut nommé : il était déjà chirurgien du bureau central. En 1841, il concourut avec succès pour une chaire de clinique chirurgicale à la Faculté de Strasbourg et, depuis 1871, il a transporté son enseignement à la Faculté de Nancy.

Dufresse-Chassaigne concourut deux fois pour l'agrégation de chirurgie, en 1838-1839 et en 1844, et ne fut pas nommé ; il ne se représenta plus. Il continua pendant quelque temps encore son enseignement libre d'anatomie et de chirurgie et publia en 1841 un **Traité du strabisme et du bégaiement.** Sa vie militante était terminée.

Quant à Sanson, après avoir déjà concouru trois fois pour l'agrégation, il concourut en 1841 pour la chaire de médecine opératoire à la Faculté de Paris et pour celle de pathologie externe à la Faculté de Strasbourg, en 1846 pour la chaire d'anatomie, en 1850 pour la chaire d'opérations et appareils, en 1851 pour la chaire de clinique chirurgicale et pour la chaire de pathologie interne et en 1852 pour la chaire d'hygiène. Après ces nombreux concours dans lesquels il faisait preuve de plus de savoir que de méthode et où son argumentation était parfois pressante et embarrassante, il devint conservateur du matériel de la Faculté de médecine de Paris et mourut à Montmartre le 12 février 1873, âgé de 78 ans.

Blandin fut le sixième chef des travaux anatomiques.

Le professeur de médecine opératoire, Sanson aîné, étant mort le 1er août 1840, sa chaire fut mise au concours, et Blandin fut nommé le 24 mars 1841, laissant vacante la place de chef des travaux anatomiques qu'il avait occupée pendant quatre ans.

Un concours fut fixé pour le mois d'août de la même année et les juges furent : Breschet (président), Bérard, Cruveilhier, Roux, Gerdy, Paul Dubois et Blandin (secrétaire). Chomel fut désigné comme suppléant.

Les candidats inscrits furent : Chassaignac, Denonvilliers, Huguier, Lacroix, Lenoir, de Lignerolles et Maisonneuve.

CHASSAIGNAC et DE LIGNEROLLES s'étaient présentés déjà au précédent concours. Les autres concurrents apparaissaient pour la première fois dans le concours pour la place de chef des travaux anatomiques.

DENONVILLIERS, ancien interne des hôpitaux (1830), membre et archiviste de la Société anatomique, avait été prosecteur ; il était agrégé dans la section de chirurgie depuis 1839 et chirurgien du bureau central depuis 1840. Il était déjà connu par son enseignement et par ses travaux sur la distribution des nerfs de la langue, sur les aponévroses du périnée, sur les vaisseaux de l'œil.

DESPRÉS avait été interne des hôpitau 1830), aide d'anatomie et prosecteur de la Faculté ; il était membre de la Société anatomique. Il faisait des cours particuliers d'anatomie qui étaient très-suivis ; son cabinet de dissection était recherché par les esprits travailleurs. Comme chirurgien, il était l'auteur d'un procédé de réduction des luxations du fémur en haut et en arrière, procédé aujourd'hui classique ; il avait en outre découvert le bruit de frottement péritonéal, qui fut le sujet de sa thèse inaugurale (1840).

LACROIX (Edouard) était également un ancien interne (1830), il avait été prosecteur de la Faculté et était membre de la Société anatomique.

HUGUIER avait été nommé interne en 1828, aide d'anatomie en 1830, prosecteur en 1833 ; agrégé en 1835, et était chirurgien du bureau central depuis 1837. C'était un anatomiste distingué et chercheur ; il était connu par ses travaux sur les organes de l'ouïe, sur le grand sympathique, etc.

LENOIR, reçu le premier au concours de l'internat en 1827, aide d'anatomie en 1831, prosecteur en 1833, agrégé et chirurgien du bureau central en 1835, était en faveur à l'École pratique par ses cours d'anatomie et de médecine opératoire. Lenoir venait de concourir avec Chassaignac, Huguier, Blandi , etc., pour la chaire de médecine opératoire.

MAISONNEUVE avait commencé ses études médicales à Nantes, avait été reçu interne des hôpitaux de Paris en 1831, avait obtenu le prix de l'internat, l'un des grands prix de l'Ecole pratique, et était docteur depuis 1835. Il avait été prosecteur à l'amphithéàtre des hôpitaux et faisait des cours particuliers de· médecine opératoire. Il avait déjà publié un remarquable mémoire sur le *Périoste et ses maladies* (1839).

Le concours commença le 16 août 1841, et le jury décida qu'il y aurait une préparation sèche commune à tous les candidats et une autre particulière pour chacun et tirée au sort.

La préparation commune fut : *Des vaisseaux lymphatiques de la tête et du cou.* Les questions particulières furent ainsi réparties :

HUGUIER : *Structure de la langue et du pharynx.*

DENONVILLIERS : *Système de la veine porte.*

DE LIGNEROLLES : *Portion pelvienne du grand sympathique.*

CHASSAIGNAC : *Nerfs, ganglions du cou et du thorax.*

MAISONNEUVE : *Portion abdominale du grand sympathique, portion pelvienne exceptée.*

LENOIR : *Organes de la circulation du fœtus.*

LACROIX : *Formation et structure du cœur et de ses enveloppes.*

DESPRÉS : *Système nerveux et ganglions de la tête.*

Les candidats eurent jusqu'au 15 novembre pour faire leurs préparations : mais De Lignerolles, Després et Maisonneuve se retirèrent du concours.

Outre les préparations sèches, les concurrents avaient eu à faire des préparations extemporanées, comme dans le précédent concours, ainsi que deux leçons de quarante minutes, après trois heures de préparation, une sur l'anatomie normale, l'autre sur l'anatomie pathologique.

Les questions suivantes d'anatomie échurent aux cinq candidats :

CHASSAIGNAC : *Du bulbe rachidien et de sa protubérance.*

DENONVILLIERS : *De la peau.*

LACROIX· *De l'urèthre chez l'homme.*

HUGUIER : *Des annexes de l'utérus, et particulièrement de l'ovaire.*

LENOIR : *De l'œuf humain.*

Il semblait que le sort avait favorisé chaque candidat dans la question qu'il avait dû traiter. Tous s'en tirèrent avec beaucoup de talent.

Dans l'épreuve suivante — leçon orale de quarante minutes sur une question d'anatomie pathologique -- le sort fixa ainsi la question à chaque candidat et l'ordre d'argumentation :

DENONVILLIERS : *Les étranglements.*

LACROIX : *Les kystes.*

Chassaignac : *Les tubercules.*

Huguier : *Le ramollissement.*

Lenoir : *L'hypertrophie.*

A part Lacroix, qui faiblit un peu dans ses deux leçons, on comprit que la lutte serait vive quand il faudrait aller aux voix pour la nomination du Chef des travaux anatomiques.

Enfin le 22 janvier avait lieu la dernière épreuve, consistant en deux opérations fixées par le sort, et les mêmes pour tous les concurrents. C'étaient : 1º *Ligature de l'artère fémorale à son passage dans l'anneau du troisième adducteur.* 2º *Amputation de la cuisse dans son articulation avec la hanche*

Le 27 janvier, après que les candidats eurent fait la démonstration de leurs préparations anatomiques, le jury rentra en séance privée pour le vote.

Nous venons de dire que la lutte promettait d'être vive, eu égard à la valeur des concurrents, et elle le fut en effet, car il n'y eut pas moins de six tours de scrutin. Des 8 juges, 3 avaient cessé de siéger —Dubois, dès le 30 novembre, pour raison de santé ; Roux, dès le 23 décembre, pour la même raison ; Chomel, à partir du 20 janvier. Il n'y avait plus que 5 juges. Les voix se partagèrent ainsi au premier tour :

> Denonvilliers .... 2 voix.
> Chassaignac .... 1 —
> Lenoir...................... 1 —
> Huguier.................... 1 —

Même résultat au deuxième tour de scrutin. On décida alors qu'il y aurait ballottage entre Chassaignac, Lenoir et Huguier, et les voix se répartirent ainsi :

> Chassaignac .... 2 voix.
> Lenoir...................... 2 —
> Huguier.................... 1 —

Nouveau ballottage entre Chassaignac et Lenoir, qui amena le résultat suivant :

> Lenoir...................... 3 voix.
> Chassaignac .... 2 —

La lutte se trouva dès lors engagée entre Denonvilliers et Lenoir : Denonvilliers eut 3 voix et Lenoir 2.

Le jury rentra en séance publique dans le grand amphithéâtre, et le président Breschet proclama Denonvilliers, chef des travaux anatomiques.

Cette nomination fut accueillie par des applaudissements et quelques protestations. Les protestations n'étaient pas une injure à De-

nonvilliers ni au jury, mais c'était une marque de sympathique affec-
tion pour Chassaignac et Lenoir qui avaient été réellement brillants
dans ce concours, et qui devaient se retrouver en lutte deux mois
après pour la chaire de clinique chirurgicale, avec Huguier, A. Bérard, Ph. Boyer, Laugier, Malgaigne, Robert, Thierry, Vidal et
Chrétien.

Quant à Lacroix, il tenta en 1844 le concours d'agrégation en
chirurgie, échoua et s'adonna exclusivement à la pratique ; il mourut deux ans après.

De Lignerolles avait abandonné le combat. Il est mort à Lignerolles
(Calvados) en 1868. Il a laissé dans l'art chirurgical un procédé opératoire pour l'amputation sous-astragalienne, en enlevant le pied
entre l'astragale d'une part, le calcanéum et le scaphoïde d'autre
part, et en faisant deux lambeaux latéraux.

Denonvilliers fut le septième chef des travaux anatomiques.

Breschet mourut le 10 mai 1845. Sa chaire d'anatomie, mise au
concours, fut disputée par Béclard, Bourgery, Chassaignac, Denonvilliers, Després, Duméril, Giraldès, Gosselin et Alph. Sanson. Denonvilliers fut nommé au troisième tour de scrutin, le 6 mars 1846,
par 9 voix sur 12 votants.

La place de chef des travaux anatomiques devint ainsi vacante.

Dans l'assemblée de la Faculté du 31 décembre, Denonvilliers lut
un rapport sur les opérations du prochain concours et proposait d'y
apporter quelques modifications. Le concours fut fixé au 9 juillet 1846.

Les juges étaient : Cruveilhier, président; Bérard aîné, Blandin,
Denonvilliers, Gerdy, Marjolin, Moreau et Roux, suppléant.

Nous nous bornerons, pour des raisons faciles à comprendre, à
énumérer les sujets proposés aux candidats, et les péripéties du
concours.

Huit candidats se présentaient pour la succession de Denonvilliers :

M. Béclard (Jules), ancien interne de Charenton, reçu docteur
en 1842, avait été nommé agrégé dans la section d'anatomie et de
physiologie après un brillant concours (1844), où il avait révélé de
grandes qualités professorales : il avait également fait preuve d'une
élégante facilité dans le concours pour la chaire d'anatomie.

Bonamy, reçu docteur en 1839, membre de la Société anatomique,
n'avait jamais été interne ; mais il faisait des cours particuliers et
était surtout connu par son bel Atlas d'anatomie descriptive du corps
humain qui avait commencé à paraître en 1841, en collaboration
avec Beau.

Després qui avait abandonné la lutte dans le précédent concours
avait acquis de nouveaux titres et, s'il n'avait pas été nommé

agrégé au concours de 1844 (section d'anatomie) ni à celui de chirurgie de la même année, il avait lutté avec distinction pour la chaire d'anatomie ; il venait d'être nommé chirurgien du Bureau central.

M. Dupré n'avait aucune attache officielle ni administrative. Il était docteur depuis 1840 et faisait des cours particuliers d'anatomie et de médecine opératoire qui étaient très-suivis.

M. Gosselin avait été interne des hôpitaux (1835), aide d'anatomie (1840), prosecteur de la Faculté (1843). Reçu docteur en 1843, agrégé dans la section de chirurgie en 1844, il était chirurgien du Bureau central et était déjà connu par des travaux remarquables d'anatomie : *Recherches sur les cartilages diarthrodiaux et épiphysaires. — Recherches sur l'articulation temporo-maxillaire. — Recherches sur l'articulation sterno-claviculaire. — Recherches sur l'articulation du genou. — Recherches sur l'articulation radio-cubitale inférieure*, etc., etc. Il venait de concourir pour la chaire d'anatomie qu'avait obtenue Denonvilliers, et avait failli l'emporter. Il s'était fait remarquer par ses notions précises d'anatomie et par un grand talent d'exposition.

Giraldès était ancien interne lauréat (1830), ancien prosecteur de l'amphithéâtre des hôpitaux, agrégé dans la section de chirurgie en 1844, et chirurgien du Bureau central. Il avait publié en 1836 des *Recherches sur l'organisation de l'œil* considéré chez l'homme et dans quelques animaux mammifères (Thèse), et venait de concourir pour la chaire d'anatomie. Il avait publié un *Mémoire sur la terminaison des bronches* (1839), — des *Recherches sur l'existence des glandes tégumentaires chargées de sécréter la sueur* (1841), — un *Mémoire sur l'anatomie et la pathologie du sinus maxillaire*, couronné par l'Institut, etc.

Jarjavay avait été reçu le premier au concours de l'internat en 1841 ; il avait été aide d'anatomie (1842), prosecteur de la Faculté (1845), était connu comme un habile anatomiste, et avait obtenu le pemier grand prix de l'École pratique (1844).

M. Richet, reçu le premier au concours de l'internat en 1839, nommé à l'unanimité aide d'anatomie en 1842, prosecteur en 1843, lauréat des hôpitaux, docteur en 1844, et chirurgien du Bureau central, la même année, avait fait avec succès des cours d'anatomie, de physiologie et de médecine opératoire, de 1842 à 1845, pendant la durée de ses fonctions à l'École pratique. Il avait été chargé du cours officiel en 1846, en remplacement du chef des travaux anatomiques. Il avait déjà publié une *Observation de luxation de l'avantbras en avant* avec fracture de l'olécrâne, — une *Observation d'anévrysme faux consécutif de l'artère fémorale*, — un *Mémoire sur les infiltrations urineuses et sur l'anatomie chirurgicale du périnée*, — des *Recherches sur les tumeurs blanches*. Ses travaux étaient plus chirurgicaux qu'anatomiques.

Les épreuves anatomiques consistèrent en une préparation commune à tous les candidats (*Les lymphatiques du cœur et du poumon*) et une préparation individuelle fixée par le sort :

M. Béclard eut *Le pancréas* ;

Bonamy, — *Les veines de la face* ;

Després, — *Les nerfs du membre inférieur, spécialement les nerfs superficiels* ;

M. Dupré, — *Les glandes salivaires* ;

M. Gosselin, — *Le testicule* ;

Giraldès, — *Les mamelles* ;

Jarjavay, — *Le nerf spinal* ;

M. Richet, — *L'appareil de l'olfaction.*

MM. Béclard et Bonamy se retirèrent.

L'épreuve d'anatomie descriptive commença en décembre. Jarjavay et Giraldès eurent à traiter des *voies digestives en général* ; MM. Gosselin et Després, des *voies respiratoires en général* ; MM. Richet et Dupré, le *bassin.*

Pour l'épreuve d'anatomie pathologique MM. Richet et Jarjavay firent leur leçon sur *le cal* ; MM. Giraldès et Després sur *les hydatides* ; MM. Gosselin et Dupré sur *les tumeurs fibreuses en général.*

La préparation extemporanée tirée au sort et commune à tous les candidats fut le *plexus cervical y compris les branches postérieures des quatre premières paires.*

Enfin les deux opérations consistèrent en : 1° *Résection du coude* ; 2° *Ligature de l'artère cubitale à la réunion du tiers supérieur avec les deux tiers inférieurs de l'avant-bras.*

Le 30 décembre, toutes les épreuves étaient terminées et M. Gosselin fut nommé à l'unanimité Chef des travaux anatomiques.

Ce fut le huitième.

M. Gosselin était arrivé au terme de ses fonctions de chef des travaux anatomiques à la fin de l'année 1852.

Le 29 décembre de la même année, dans une assemblée de la Faculté, un des professeurs avait demandé que les épreuves fussent modifiées, et une commission composée de Cruveilhier, Bérard, Cloquet, Denonvilliers, Malgaigne, Moreau, Nélaton, Velpeau et Duméril fut nommée à cet effet. On n'y donna pas suite et le concours pour la place de chef des travaux anatomiques fut fixé au 16 août 1853.

Les juges furent : Cruveilhier, président, Moreau, Gerdy, Malgaigne, Cloquet, Bérard, Denonvilliers, Nélaton et Velpeau, suppléant.

Cinq candidats se présentèrent.

M. Dupré, bien qu'ayant échoué dans le précédent concours, et tout récemment encore dans le concours d'agrégation pour l'anatomie et la physiologie contre MM. Verneuil et Segond, se devait à lui-même, à ses principes et à son enseignement libre, de tenter encore une fois la lutte.

M. Fano avait été interne des hôpitaux (1844), aide d'anatomie (1849) et avait été nommé prosecteur l'année précédente. Il venait d'échouer dans le concours d'agrégation pour l'anatomie et la physiologie.

Giraldès, qui avait échoué contre M. Gosselin en 1846, s'était acquis de nouveaux titres par son immense érudition.

Jarjavay, aux titres qu'il possédait en 1846, ajoutait ceux d'agrégé (1847) et de chirurgien du Bureau central des hôpitaux. Il avait publié le premier volume du *Traité d'anatomie chirurgicale*, collaboré à la troisième édition du traité d'anatomie descriptive de Cruveilhier et il venait de concourir (1850) pour la chaire d'opérations et appareils.

M. Sappey se présentait pour la première fois. Il avait été interne (1837), aide d'anatomie (1841), prosecteur à l'amphithéâtre des hôpitaux (1841), il était agrégé depuis 1847, conservateur-adjoint du musée de la Faculté. De 1841 à 1845 il avait fait des cours d'anatomie très-suivis à l'amphithéâtre de Clamart ; il avait publié : *Recherches sur le système lymphatique* (1843). — *Recherches sur les vaisseaux lymphatiques de la langue* (1847). — *Recherches sur l'appareil respiratoire des oiseaux* (1847). — *Recherches sur le mode d'origine des lymphatiques* (1842). — *Recherches sur les glandes* (1851-1853), etc.

Ce concours, qui promettait d'être animé, fut troublé par un événement malheureux. Giraldès faisait par intérim un service chirurgical à la Charité ; en pratiquant l'autopsie d'un individu qui avait succombé à un rétrécissement de l'œsophage, une branche des ciseaux se brisa sur le larynx ossifié et fut projetée avec force dans l'œil droit du chirurgien qui perdit cet œil après les accidents les plus graves.

MM. Dupré et Fano se retirèrent et la lutte se trouva engagée entre MM. Jarjavay et Sappey.

L'épreuve sèche consista dans l'*Anatomie de l'urèthre* et MM. Sappey et Jarjavay eurent jusqu'au 15 novembre pour faire leurs préparations. A cette date, Jarjavay remit 73 préparations, M. Sappey en remit 56.

Le mercredi 14 décembre eut lieu l'épreuve orale de trois quarts d'heure sur un sujet d'anatomie qui était : *La moelle épinière*. Le 16 décembre, la leçon d'anatomie pathologique eut pour sujet : *La nécrose*.

Le 20 décembre, la préparation extemporanée commune à chaque candidat consista dans l'*anatomie du pied, moins les articulations.*

Cinq heures furent consacrées à cette préparation et dix minutes furent accordées à chaque concurrent pour l'explication orale.

Le 21 décembre, les deux candidats eurent à pratiquer les deux opérations suivantes : 1° *Désarticulation de l'épaule ;* 2° *Ligature de l'artère sous-clavière en dehors des scalènes.*

Le 23 décembre, le concours se terminait par la nomination de Jarjavay qui ne l'avait emporté que d'une voix sur son compétiteur. Cruveilhier, Cloquet, Malgaigne et Moreau avaient voté pour Jarjavay ; Bérard, Denonvilliers et Nélaton avaient donné leurs voix à M. Sappey.

Jarjavay fut le neuvième Chef des travaux anatomiques.

Jarjavay resta en fonctions jusqu'au mois de décembre 1858.

Admirablement doué pour la science et l'enseignement, Denonvilliers avait malheureusement l'esprit trop changeant. A la mort de Gerdy, il obtint de permuter sa chaire d'anatomie contre celle de pathologie externe qu'occupait ce dernier (1856). Ce ne fut qu'environ deux ans après, que Jarjavay lui fut donné comme successeur dans la chaire d'anatomie, par décret impérial du 24 décembre 1858, décret qui, du même coup, nommait M. Gosselin professeur de pathologie externe.

La nomination de Jarjavay laissait vacante la place de chef des travaux anatomiques. A l'exception de M. Gosselin, aucun n'était resté en fonctions le temps réglementaire. Cette place avait toujours été un acheminement plus ou moins rapide vers le professorat.

En 1859, les réglements furent modifiés par un décret impérial, en date du 3 août. Ce décret dit :

« Le Chef des travaux anatomiques de la Faculté de médecine de Paris est chargé, sous l'autorité du Doyen, de l'administration de l'Ecole pratique, de la direction du Musée d'anatomie soit normale, soit pathologique, ainsi que de la collection des instruments et appareils de chirurgie.

« S'il appartient comme agrégé à la Faculté, il est maintenu hors cadres, en cette qualité, pendant toute la durée de son exercice et peut, à ce titre, prendre part aux examens d'anatomie et de physiologie. Il peut être également désigné pour faire partie des jurys de concours de l'agrégation (section des sciences anatomiques et physiologiques).

« La durée des fonctions de Chef des travaux anatomiques de la Faculté de médecine de Paris est fixée à dix années.

« Le Chef des travaux anatomiques de la Faculté de Paris continuera d'être nommé au concours ; mais, pour cette fois, et en raison de changements considérables apportés dans ses attributions par le présent décret, il sera nommé directement par le Ministre de l'instruction publique et des cultes.

« Un réglement ministériel déterminera les diverses obligations imposées au Chef des travaux anatomiques de la Faculté de médecine de Paris. »

Ce réglement parut le 4 août et établissait les devoirs du Chef des travaux anatomiques, des Prosecteurs et des Aides d'anatomie.

En vertu de ce décret, un arrêté en date du 10 août 1859, nommait M. SAPPEY, agrégé en exercice, chef des travaux anatomiques.

M. Sappey était le dixième.

Nélaton ayant quitté en 1867 la chaire de clinique chirurgicale et renoncé à l'enseignement, Jarjavay passa de la chaire d'anatomie à celle de clinique chirurgicale. Par un arrêté en date du 12 novembre 1867, M. Sappey fut nommé professeur d'anatomie. Il fallut pourvoir à son remplacement comme chef des travaux anatomiques.

Soit que l'abolition du concours pour le professorat eût attiédi les esprits, soit pour toute autre raison, le temps des luttes ardentes était passé. La foule passionnée des élèves ne se portait plus dans le grand amphithéâtre pour assister à ces luttes : quelques amis, quelques curieux allaient s'asseoir sur ces bancs naguère trop peu nombreux. MM. Trélat, Lannelongue et Marc Sée se firent inscrire pour succéder à M. Sappey dans les fonctions de Chef des travaux anatomiques. Mais les deux premiers se retirèrent, laissant M. Marc Sée seul en présence de ses juges, qui étaient : MM. Sappey, Robin, Longet, Vulpian, Verneuil, Depaul (?), Denonvilliers et Richet.

Non pas que M. Marc Sée ne fût en état de soutenir un de ces beaux tournois scientifiques ; il avait des titres sérieux et avait donné des preuves de ce qu'il pouvait faire.

Interne en 1851, aide d'anatomie en 1855, prosecteur en 1858, agrégé pour la section d'anatomie et de physiologie en 1860, chirurgien du Bureau central en 1865, il avait fait en 1859 un cours d'anatomie générale à l'Ecole pratique, — en 1864, le cours de physiologie à la Faculté en remplacement de Longet, — en 1867, le cours d'anatomie à la Faculté en remplacement du professeur titulaire non encore nommé, et avait été présenté en seconde ligne pour la chaire d'anatomie qui fut donnée à M. Sappey. Il avait traduit le Traité d'histologie humaine de Kölliker ; il travaillait à la quatrième édition du Traité d'anatomie descriptive de Cruveilhier, avait fait une remarquable thèse d'agrégation sur l'anatomie et la physiologie du tissu élastique et quelques expériences sur la ligature de l'œsophage, en collaboration avec M. Dechambre.

Les épreuves sèches consistèrent dans les préparations du *Cœur*, et a préparation extemporanée dans les *Nerfs de la langue*.

Pour sujet d'anatomie normale, le candidat dut faire une leçon sur l'*Estomac* ; et pour sujet d'anatomie pathologique, une leçon sur les *Cicatrices*.

Les deux opérations consistèrent en : 1° *Amputation de Lisfranc* ; 2° *Ligature de la sous-clavière.*

Le 1ᵉʳ octobre 1868, M. Marc Sée fut nommé chef des travaux anatomiques, place qu'il occupa pendant dix ans.

M. Marc Sée est le onzième chef des travaux anatomiques.

Pendant quatre-vingt-trois ans la Faculté de médecine a compté onze chefs des travaux anatomiques. Neuf sont arrivés au professorat, depuis 1801 jusqu'en 1868, et ce ne sont pas les maîtres les moins illustres qui se soient assis dans les chaires de la Faculté. On en jugera par le tableau récapitulatif.

Fragonard............	1795-1801
Duméril............	1801-1802
Dupuytren..........	1802-1812
Béclard............	1812-1818
Breschet............	1818-1836
Blandin	1837-1841
Denonvilliers........	1842-1846
Gosselin............	1846-1853
Jarjavay............	1853-1859
Sappey............	1859-1868
Sée	1868-1878

M. Marc Sée étant arrivé au terme de ses fonctions, un concours a lieu en ce moment pour pourvoir à son remplacement.

Paris. — Typ. A. PARENT, rue Monsieur-le-Prince, 31.

www.ingramcontent.com/pod-product-compliance
Lightning Source LLC
LaVergne TN
LVHW010238060726
842519LV00014B/1261